LA RAGE

Comment M. Pasteur empêche les chiens
de devenir enragés;

Comment il arrache à la mort les hommes mordus
par les animaux enragés;

PAR

LE DOCTEUR PAUL CHARPENTIER

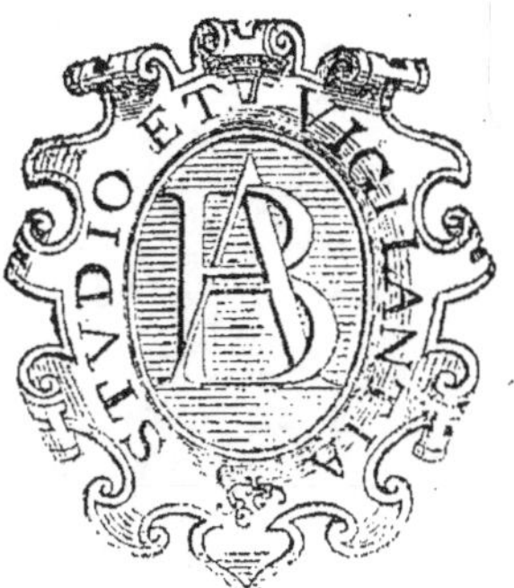

MEAUX

A. LE BLONDEL, IMPRIMEUR-LIBRAIRE
RUE SAINT-REMY, 2, ET PLACE DE LA CATHÉDRALE

1886

LA RAGE

Comment M. Pasteur empêche les chiens
de devenir enragés;

Comment il arrache à la mort les hommes mordus
par les animaux enragés;

PAR

Le Docteur Paul Charpentier

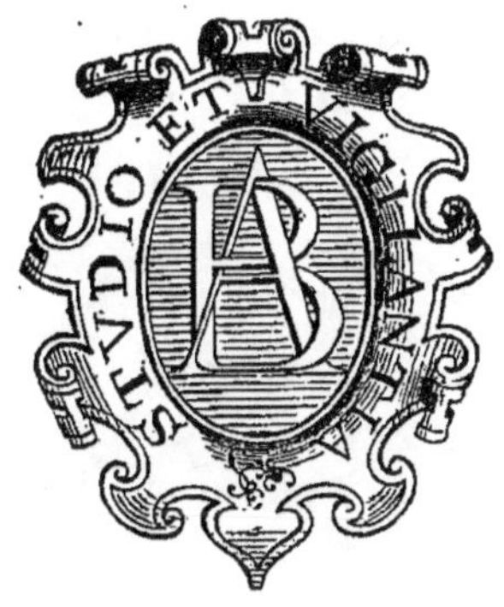

MEAUX

A. LE BLONDEL, IMPRIMEUR-LIBRAIRE

RUE SAINT-REMY, 2, ET PLACE DE LA CATHÉDRALE

—

1886

LA RAGE

De tous les maux qui affligent l'espèce humaine, je ne sais s'il en existe un plus terrible, plus redouté que la rage. Son nom seul, à juste titre, fait courir un frisson dans le dos. La terreur qu'elle inspire s'explique sans peine :

1º Par sa *fréquence* ;
2º Par sa *gravité*.

Fréquence. — La rage est beaucoup plus fréquente qu'on le croyait généralement, que nous le pensions tous il y a quelques mois encore. Nous avons été surpris d'apprendre que M. Pasteur reçoit chaque jour en moyenne de cinq à dix personnes, mordues par des animaux authentiquement enragés, qui viennent commencer le traitement.

A la date du 12 avril, 726 personnes avaient été inoculées au laboratoire de la rue d'Ulm, et sur ce nombre 688 avaient été mordues par des chiens et 38 par des loups reconnus enragés après autopsie. Si les morsures paraissaient auparavant moins fréquentes, c'est que tous, aussi bien les malades que leur entourage, dissimulaient l'accident, persuadés de son incurabilité. Les uns cherchaient à se faire illusion et les familles voulaient éviter aux victimes une appréhension et des angoisses que l'opinion a toujours considérées comme favorables au développement de la maladie.

Fait étrange et signalé depuis longtemps, toujours les mordus évitent avec soin de faire la moindre allusion à la morsure dont ils ont été victimes ; toujours ils cachent avec persistance la cause probable de leur souffrance. Reculant devant l'affreuse vérité, ils craignent de se l'avouer à eux-mêmes ou de la faire connaître aux autres.

Gravité. — La mortalité de la rage était considérable.

Sur six personnes mordues par un chien, une au moins mourait enragée, et dans un délai de deux à trois mois, rarement supérieur.

Sur dix personnes mordues par un loup, huit au moins succombaient, et dans un temps plus court. Comme preuve à l'appui, je ne citerai que ce fait, raconté par M. Gamaléia, le médecin russe qui accompagne les paysans de Beljoée actuellement en traitement chez M. Pasteur.

Il y a trois ans, huit malheureux paysans de cette ville furent mordus par un loup enragé. Sept succombèrent dans les deux ou trois mois qui suivirent ; un seul survécut, mais pour mourir à son tour de la rage au bout d'un an.

*
* *

L'homme qui a été mordu est donc ou, tout au moins, se croit condamné à mort. Il sait qu'il souffrira un supplice horrible dont la date seule est incertaine. Une fois déclarée, la maladie est incurable et progresse fatalement. La mort vient à son heure, lentement, laissant l'entière possession de l'intelligence.

Après quelque temps de malaise général, d'agitation modérée, un jour le rabique se trouve dans l'impossibilité d'avaler un verre d'eau ; ce jour-là, il n'y a plus de doute, il est enragé. La vue même des liquides, l'aspect des objets brillants suffit pour amener des convulsions d'une intensité telle que le médecin a beau, par métier, être habitué à voir souffrir et mourir les gens, il se trouve alors en présence d'un spectacle affreux qu'il n'oubliera jamais. Ces convulsions sont coupées d'accès de fureur pendant lesquels le malheureux s'acharne contre les êtres animés, au besoin contre les êtres inanimés. Il y a deux mois, un de nos compatriotes, de Saint-Cyr-sur-Morin, était mordu par un chien enragé ; il y a huit jours, il succombait après avoir mordu cinq personnes de sa famille sur lesquelles il s'était jeté comme une bête fauve.

Presque toujours les enragés meurent par les progrès de l'asphyxie, quand le suicide, souvent même le meurtre, ne vient pas mettre fin à leurs jours.

En vertu d'un préjugé populaire très enraciné dans nos pays, j'ai rencontré bien souvent des gens persuadés à tort qu'ils avaient le droit d'étouffer un enragé entre deux matelas ou de l'enfumer dans sa chambre comme un renard.

Il y a peu de temps encore, on avait le droit d'appliquer à la rage le vers que le Dante a mis à la porte de l'enfer :

Vous qui entrez, laissez toute espérance.

Aujourd'hui, grâce au plus illustre de nos compatriotes, M. Pasteur, on peut dire que la rage est vaincue et que l'on ne doit plus en mourir !

** **

Nous allons successivement exposer sur quels faits M. Pasteur s'est appuyé pour arriver à ces résultats inespérés :

1° *D'empêcher le chien de contracter la rage ;*

2° *D'empêcher l'homme mordu par un animal enragé de mourir des suites de ses blessures.*

La découverte de M. Pasteur repose sur ces deux faits, depuis longtemps acquis à la science et entrés dans la pratique pour certaines affections, mais non encore pour la rage :

1° *La virulence variable de certains virus ;*

2° *La possibilité de préserver d'une virulence violente par une autre de moindre intensité.*

Je m'explique :

Vous connaissez tous la variole, la petite vérole. Vous savez que tantôt on en guérit et tantôt on en meurt. Par conséquent, la virulence, la violence, si vous le préférez, du virus variolique, n'est pas toujours la même ; elle est d'une intensité variable.

De plus, tandis que la mort est la terminaison habituelle de la variole grave ou hémorrhagique, — celle qu'on appelle la variole noire, — la variole simple, peu confluente, c'est-à-dire sans beaucoup de boutons, guérit presque toujours. Or, un individu qui a eu la variole est généralement à l'abri d'une rechute.

Par conséquent, inoculez une variole légère, guérissable, vous préserverez l'opéré de la variole noire mortelle. Une affection virulente de médiocre intensité peut donc empêcher dans l'avenir une affection plus dangereuse, mais de même nature. Tel était le mode de préservation avant la vaccine, l'admirable découverte de Jenner.

Malheureusement, soit dit en passant, il arrivait quelquefois qu'une variole inoculée, au lieu de rester légère, se transformait en une variole grave et entraînait la mort. C'était le revers de la médaille.

Cet accident ne peut se reproduire par la méthode pastorienne. Le virus variolique étant *brut* n'était pas toujours *identique* à lui-même, tandis que le virus de la rage *modifié et cultivé* par M. Pasteur présente toujours des propriétés identiques dont on peut être sûr.

* * *

M. Pasteur devait d'abord trouver le moyen d'avoir une rage atténuée, ne pouvant causer que des accidents légers et permettant à l'opéré de supporter impunément l'inoculation progressive et graduée de poisons de plus en plus dangereux.

Il y est arrivé, après quatre ans de tâtonnements successifs, de recherches patientes, pénibles, dangereuses pour lui et admirablement menées.

Quel est le moyen d'atténuer la rage ?

Prenant comme type la bave du chien enragé, généralement appelée virus du chien à rage des rues, il *l'atténue* en l'inoculant à un premier singe, puis du premier à un second, etc., à chaque passage la diminution de la virulence est assez notable pour ne plus amener, par de nouvelles inoculations chez le chien, d'accidents de rage mortelle, tout en créant cependant chez lui un état réfractaire pour une rage plus grave.

Veut-on au contraire *augmenter la violence de la rage,* le lapin, le cochon d'Inde ont la propriété de refaire ce que le singe a défait. Il augmente la virulence de la rage en l'inoculant du chien à un premier lapin, du premier à un second lapin, etc... On arrive très vite à avoir une rage extrêmement violente, mais, en même temps que la virulence augmente, les accidents mortels éclatent *dans un délai de plus en plus bref*. Grâce à ces recherches, M. Pasteur a pu se procurer des virus d'intensité variable.

Depuis, il a simplifié son manuel opératoire ; il lui suffit aujourd'hui de faire sécher plus ou moins longtemps la moëlle du lapin inoculé pour graduer la force des virus, et de la délayer ensuite dans des liquides spécialement préparés à cet effet.

* *

Deux catégories d'individus sont intéressées dans la vaccination contre la rage : les hommes et les chiens!

Les singes, les cochons d'Inde, les lapins pourraient bien, à la rigueur, réclamer et dire qu'ils ne sont que trop intéressés eux aussi à ces expériences, puisqu'ils en font tous les frais.

Mais, malgré les cris qu'arrachent les vivisections aux cœurs sensibles, j'affirme que le savant a bien le droit et le devoir de sacrifier quelques animaux pour sauver la vie de ses semblables.

Nous nous arrogeons le droit de tuer des lapins pour ne pas mourir de faim, et on nous refuserait le droit de les sacrifier pour ne pas mourir... de la rage?

De plus, — je ne sais si cette considération peut les toucher, — mais ce genre de mort classe désormais ces malheureux animaux parmi les bienfaiteurs de l'humanité.

* *

M. Pasteur pense peut-être, comme Charlet, que ce qu'il y a de meilleur dans l'homme, c'est le chien, car c'est par les chiens qu'il a commencé. Il a positivement assuré leur sort, et prouvé par ses expériences qu'il a aujourd'hui le moyen de les rendre absolument réfractaires à la rage.

Il a extrait de ses chenils vingt chiens vaccinés, c'est-à-dire réfractaires à la rage. Il les a placés en compagnie de vingt chiens non vaccinés qui devaient servir de témoins. On fit mordre successivement par des chiens enragés les quarante chiens. Or, comme l'annonçait M. Pasteur, les vingt chiens vaccinés furent tous réfractaires à la rage et vécurent; les vingt témoins moururent enragés.

Une seconde épreuve non moins décisive eut lieu. Il prit quarante chiens, dont vingt vaccinés et vingt non vaccinés. Tous furent trépanés par le virus de chien à rage des rues, c'est-à-dire qu'on leur introduisit dans le crâne, perforé par une sorte de vilbrequin, le virus le plus terrible qu'on connaisse.

Cette fois encore toutes les prévisions furent confirmées par l'expérience. Les vingt chiens vaccinés résistèrent, les vingt autres moururent de la rage, soit paralytique, soit furieuse.

Au point de vue scientifique, expérimental, cette *découverte est merveilleuse*. Elle suffirait à la gloire d'un savant, mais, limitée à la race canine, elle serait malgré tout d'importance secondaire.

La rage n'est jamais spontanée chez l'homme, elle doit toujours lui être communiquée par un animal, chez lequel elle naît. et qui la lui repasse.

Il est évident que l'homme ne serait jamais infecté si on empêchait le virus de naître chez l'animal. Mais peut-on supprimer la rage chez l'animal?

Nous venons de le voir, *théoriquement, c'est possible; en pratique, c'est impossible.*

Presque toujours. — 98 fois sur 100 — l'homme prend la rage du chien, quelquefois du loup et même d'autres animaux mordus par ce dernier. Vous connaissez le proverbe du mouton enragé, dont la morsure, dit-on, est mortelle. Evidemment le chien ne pourrait pas donner ce qu'il n'aurait pas lui-même, et les vaccinations préventives peuvent sûrement, chez lui, supprimer la rage. Le remède est bien simple, dira-t-on : il suffirait de vacciner tous les chiens. Malheureusement, la vaccination obligatoire de tous les chiens est une utopie. Il ne faut pas se faire d'illusions. On a pu, en France, avec l'argent des contribuables, rendre l'instruction laïque, gratuite et obligatoire, mais on n'a pu encore contraindre les citoyens à se préserver de la variole, ce qui, à mon avis, n'est pas moins nécessaire. Et pourtant la vaccine compte à son actif une expérience favorable de plus d'un siècle.

Personne n'est assuré d'éviter la variole qui, à d'autres époques, a décimé les populations, tandis que les cas de rage, bien qu'encore trop fréquents, sont relativement rares.

Et on aurait la prétention d'obtenir chez le chien ce qu'on ne peut obtenir chez l'homme! de rendre la vaccine contre la rage obligatoire!

Allez donc vacciner les treize millions et demi de chiens que possède l'Europe. La France à elle seule en compte plus de deux millions!

Les chiens de luxe seuls pourraient et devraient profiter des inoculations préservatrices. Car il faut de sept à huit injections hypodermiques, pratiquées méthodiquement par un homme compétent et soigneux, à un jour l'une de l'autre, avec des moëlles de lapins de virulence bien déterminée et progressivement croissante. La moindre erreur, la moindre interversion du numéro de la solution entraîne fatalement la mort!

Allez donc conseiller un pareil traitement pour les chiens de pauvres gens, qui gagnent péniblement leur pain à la sueur de leur front. Allez donc vacciner tous les chiens errants et non garnis de colliers, ces vagabonds et ces mendiants de l'espèce canine qui s'appellent légion, ces chiens qui circulent sans entrave d'aucune sorte, sont mordus, mordent, et deviennent ainsi les propagateurs de plus en plus actifs du terrible fléau.

** *

Il ne faut donc pas compter exclusivement sur la vaccination des chiens pour supprimer la rage.

Sur quoi faut-il compter?

Il n'est guère possible de la faire complètement disparaître chez le chien. On pourrait cependant la rendre extrêmement rare, si cette administration française — que l'Europe nous envie, disent les chauvins, mais qu'elle se garde bien de nous emprunter — comprenait mieux ses devoirs.

Il suffirait d'appliquer les règlements. De l'autre côté du Rhin, dans les grandes villes et même dans les moindres villages, les mesures de police concernant les chiens errants ou dépourvus de toute indication de propriétaire sont appliqués avec une rigueur telle que la rage y est presque inconnue ; c'est qu'on ne se contente pas de classer, comme en France, les circulaires et les ordonnances sans en tenir aucun compte. L'intérêt public se trouvant en jeu, du haut en bas de l'échelle administrative on applique la loi. Au bout de très peu de temps, les bêtes contaminées disparaissent ou à peu près.

Pourquoi ne fait-on pas de même en France ? C'est que les règlements administratifs sont lettre morte. De tout temps les bureaux n'ont servi qu'à noircir beaucoup de papier. Les expéditionnaires du ministère de l'intérieur calligraphient de leur plus belle main les instructions à l'adresse des préfets. Ceux-ci avisent les sous-préfets, qui en réfèrent aux maires des communes. Les maires, à leur tour, communiquent les ordres aux agents de police et aux gardes champêtres ; or, ces derniers ne font rien, se gardant bien de manquer d'égards vis-à-vis des chiens influents et bien pensants de leur commune. Et c'est tout ; autant en emporte le vent. Agents supérieurs, agents subalternes, personne ne fait observer les instructions, et sans les découvertes de M. Pasteur, qui font affluer à son laboratoire des mordus de l'un et l'autre hémisphère, puisque l'Amérique a déjà envoyé son contingent à celui qu'elle a appelé le « merveilleux Français, *Wonderful Frenchmann* », personne ne soupçonnerait le nombre incalculable de gens destinés à mourir hydrophobes.

*   *

Je viens d'exposer les moyens d'empêcher le chien de contracter la rage, de diminuer sa fréquence ; mais quand l'homme a été mordu, que peut-on faire ?

Il y a six mois, on n'avait qu'une ressource : cautériser profondément la blessure au fer rouge et détruire ainsi le virus dès qu'il était introduit. Pratiquée au moment même de l'accident, cette opération pouvait empêcher l'infection ;

mais comme malheureusement elle était presque toujours pratiquée trop tard, le résultat était nul ; le malade était infecté, et les rabiques mouraient, ainsi que nous l'avons déjà dit plus haut, dans la proportion d'un sur six, au moins, et dans les deux ou trois mois qui suivaient la morsure.

Il y a un an, la méthode de supprimer la rage chez l'homme et d'empêcher son développement à la suite de la morsure était bien trouvée. Ce procédé paraissait excellent par cette raison qu'un individu demanderait toujours à se faire soigner à temps s'il savait qu'il existât un traitement efficace. Il s'agissait de passer de la théorie à la pratique.

* *

Le premier malade traité par M. Pasteur fut le jeune Meister, un berger alsacien, dont le corps présentait quatorze morsures faites par un chien enragé. Le hasard, ou plutôt la Providence qui arrange fort bien les choses, amena cet enfant à l'habile expérimentateur au vrai moment psychologique, comme eût dit M. de Bismarck : ni trop tôt, ni trop tard, juste à point.

Par des recherches nombreuses, admirablement soudées les unes aux autres, M. Pasteur avait alors successivement trouvé :

1° Le siège de prédilection, par conséquent le véritable terrain de culture du virus de la rage (cerveau, bulbe, moëlle).

2° Un excellent moyen pour inoculer le virus aux animaux (trépanation du crâne et inoculation sur les méninges).

3° Des procédés sûrs (un entre autres d'une simplicité rare, la dessication), pour diminuer à volonté la force du virus.

4° Enfin il était parvenu, ainsi que nous venons de l'exposer, à rendre les chiens réfractaires à la rage.

C'était parfait pour l'animal ; mais ce qui était vrai du chien, le serait-il de son maître ? L'expérience seule pouvait répondre, mais évidemment il fallait, à tout prix, risquer le passage de l'animal à l'homme et, après avoir vacciné avec un plein succès les chiens, essayer d'en faire autant pour les hommes.

Les expériences confirmaient bien la théorie de M. Pasteur, mais il hésitait à tenter sur l'homme ce mode de préservation. Pourtant, grâce à la durée de l'incubation de la rage chez l'homme, qui est en moyenne de quarante à soixante jours à la suite de la morsure, il y avait tout lieu de croire que l'on pourrait, par des inoculations d'intensité croissante, déterminer sûrement l'état réfractaire des sujets mordus, avant que la maladie mortelle éclatât.

Survint donc l'accident du jeune Meister. Les morsures présentaient une telle gravité que si rien n'était tenté, la mort était inévitable. C'était le cas ou jamais, pour M. Pasteur, de franchir le Rubicon. Il hésitait, convaincu pourtant que ses inoculations seraient inoffensives. Il fallut, pour le décider, l'approbation d'un homme aussi remarquable par son caractère que par sa réputation scientifique, le professeur Vulpian, et le concours d'un des plus jeunes maîtres de la Faculté de médecine de Paris, le docteur Grancher.

Meister *fut vacciné et ne mourut pas.*

Ce fait eut un retentissement énorme. Il prouva d'abord que les inoculations, même les plus virulentes, étaient sans danger. De plus la publicité qui lui fut donnée dans tous les pays du monde eut pour résultat de faire affluer chez M. Pasteur, — ce qui lui était indispensable pour trancher la question de la préservation de la rage, — des gens mordus.

Depuis cette première inoculation, M. Pasteur, aidé par son collaborateur, le docteur Grancher, a traité 726 personnes, du 22 octobre 1885 au 12 avril 1886. Ils n'ont inoculé, à part de très rares exceptions, que des personnes mordues par des chiens reconnus authentiquement enragés et sur des parties du corps découvertes.

Pour éviter toute cause d'erreur, on a éliminé à dessein tous ceux qui, ayant subi les attaques d'animaux enragés, n'avaient pas eu leurs vêtements complètement traversés par les dents de ces animaux, chez lesquels il n'existait en conséquence pas de lésion de la peau suffisante pour donner passage au virus. Il voulait éviter le reproche d'avoir traité des gens qui n'auraient pas été vraiment infectés par la morsure.

Dans quelques cas exceptionnels, M. Pasteur n'a pu pourtant se soustraire à l'obligation de traiter des personnes mordues par des chiens suspects qui avaient disparu, parce que ces personnes étaient exposées aux dangers possibles résultant de leur morsure et vivaient de plus sous l'empire de craintes capables d'altérer leur santé.

Parmi ces blessés, il y en avait de très grièvement atteints ; une petite fille, entre autres, fuyant affolée devant un chien enragé, tomba, se mit à crier, — il y avait de quoi, — et elle eut alors la mâchoire supérieure broyée entre les dents du chien, qui avait introduit sa gueule dans la bouche entr'ouverte. Celle-là aussi fut guérie.

*
* *

Quatre fois seulement ce traitement a été inefficace. Une enfant de dix ans, la jeune Pelletier, mordue à la tête par un gros chien de montagne le 3 octobre, et dont la plaie suppurait encore le 9 novembre, ne fut amenée à M. Pasteur que trente-sept jours après la morsure ; celui-ci aurait peut-être dû, dans l'intérêt scientifique de la méthode, refuser de soigner cette enfant arrivée si tard dans des conditions si graves, mais, par un sentiment d'humanité bien respectable, en présence des angoisses des parents, il se serait reproché de ne pas tout tenter. Au lieu de consulter l'intérêt de ses statistiques, il a fait preuve de cœur et d'une grande probité scientifique en ne refusant aucun malade, même des plus compromis, comme le lui conseillaient les docteurs Vulpian et Grancher. C'était la première victime, et selon toute apparence elle était condamnée d'avance. Elle mourut le 3 décembre, de rage bien caractérisée, onze jours seulement après la fin du traitement.

Il s'agissait de savoir si elle était morte de la morsure du chien enragé ou du traitement. M. Pasteur avait prévu le cas.

La rage du lapin servant aux inoculations se déclare chez un deuxième lapin *au bout de sept jours.*

La rage du chien inoculé à un lapin se déclare *au bout de quinze jours.*

Il y a donc là un moyen de contrôle facile. Or, la matière cérébrale de la fillette ayant été inoculée à des lapins n'a provoqué la rage qu'*au bout de dix-sept jours.* L'enfant est donc morte de la rage du chien et non pas des inoculations.

Depuis, l'un des dix-huit Russes arrivés de Beljoé, gouvernement de Smolensk, pour se faire traiter par M. Pasteur, est mort à l'Hôtel-Dieu avant la fin du traitement, après la huitième inoculation. Le 3 avril, un autre Russe qui restait encore à l'Hôtel-Dieu, son traitement terminé, pour se faire soigner de l'horrible blessure qui lui avait ouvert la gorge, a été pris de fièvre et est mort avec tous les symptômes de la rage. Un troisième est mort le 7 avril.

*
* *

Ces derniers insuccès n'infirment en rien les vérités scientifiques affirmées par M. Pasteur : la guérison des quinze camarades de ces Russes morts coup sur coup doit être plutôt considérée comme un miracle quand on songe aux effroyables blessures de ces malheureux, et au peu d'espoir que le grand savant français conservait de les sauver.

On se rendra compte de la gravité de ces morsures, en se rappelant ces deux faits :

1° L'évolution de la rage est d'autant plus rapide que les plaies sont plus graves et siègent à la face et au cou, c'est-à-dire plus près de l'encéphale.

2° Les vétérinaires russes prétendent que la période d'incubation de la rage est plus courte après la morsure du loup qu'après celle du chien.

Pour obvier à ces dangers, les inoculations doivent, chez l'homme infecté par un loup enragé, être plus prolongées, plus rapprochées de l'accident initial ; elles doivent être surtout plus fréquentes ; au lieu de n'être faites qu'une fois par jour, comme pour les morsures de chien, elles devront toujours être répétées deux fois par vingt-quatre heures.

Grâce à ces modifications, il est probable que la guérison de la rage sera assurée, qu'elle provienne soit du loup, soit du chien.

On pouvait enfin se poser cette question : Les recherches de M. Pasteur ayant porté sur la rage du chien, le vaccin qui annihile la rage de cet animal a-t-il la même puissance contre celle du loup ? Cette question s'imposait même, quand on se rappelle combien la virulence est modifiée par le passage dans des organismes différents.

Des expériences récentes ont prouvé que le virus des loups ne diffère en rien de celui des chiens. Si les morsures des loups sont incontestablement plus dangereuses, elles ne doivent leur gravité exceptionnelle qu'à l'acharnement avec lequel ces animaux attaquent et déchirent leurs victimes.

* *
*

Sur les 726 inoculés, jamais on n'a vu ni abcès, ni phlegmon, seulement un peu de rougeur et de gonflement à la suite des dernières inoculations.

Que manque-t-il pour pouvoir affirmer qu'au point de vue scientifique, clinique et médical, M. Pasteur a réellement trouvé le moyen de préserver les hommes de la rage après morsure ?

Absolument rien, puisque le temps est venu contrôler lui-même la grandeur et les résultats des découvertes.

Les accidents mortels, avons-nous déjà dit, éclatent généralement dans les quarante ou soixante jours qui suivent la morsure. Or, sur ces personnes de tout âge et de tout sexe déjà traitées par la nouvelle méthode, 200 ont été mordues depuis plus de trois mois ; la troisième centaine a plus de deux mois de morsure ; pour les 400 autres traitées ou en traitement, tout se passe jusqu'à présent comme pour les 300 premières.

On ne doit donc plus mourir de la morsure des chiens enragés. L'efficacité de la méthode de la guérison de la rage après morsure est en tout point démontrée.

Que reste-t-il à faire pour l'avenir ?

Il faut assurer, à Paris, le fonctionnement officiel et permanent de ce qui existait depuis un certain temps déjà dans le laboratoire de chimie de l'Ecole normale. Le vœu de M. Pasteur, fortement soutenu à l'Institut par le professeur Vulpian, sera bientôt réalisé.

Une commission, sous la présidence du vice-amiral Jurien de la Gravière, étudie la création définitive, à Paris, d'un établissement spécial, sorte d'Institut vaccinal, exclusivement consacré à la pratique des inoculations anti-rabiques. Toujours muni de virus en quantité suffisante, il sera destiné à recevoir les étrangers aussi bien que les Français mordus par les animaux enragés.

La reconnaissance publique l'a déjà baptisé ; ce sera l'*Institut Pasteur*. Là des gens seront chargés du soin des animaux servant aux expériences, spécialement des fameux lapins destinés à fabriquer le virus rabique, dont la confection doit se continuer sans relâche, sans chômage, comme cela se passe depuis trois ans, chaque lapin mort de rage servant à tuer son voisin, et ainsi de suite.

Pour inoculer le virus, voici le procédé employé : On prend un peu de la moëlle allongée du lapin mort, on ouvre avec une couronne de trépan, qui est une sorte de vilebrequin, le crâne du lapin vivant et on fait pénétrer par cette porte d'entrée le virus qui s'est accumulé dans la moëlle. Sept jours après, jour pour jour, le lapin inoculé meurt à son tour. Ce sont ces moëlles plus ou moins desséchées et délayées dans des bouillons dépourvus de tout germe vivant, réduites alors à l'état d'émulsion jaunâtre, qui forment le liquide destiné à inoculer et à sauver les hommes.

Une séance d'inoculation. — Voici comment se passe une séance d'inoculation. Les verres contenant les liquides préservateurs, bien soigneusement numérotés, sont placés sur une table ; M. Pasteur a en main la liste des personnes en traitement et fait lui-même l'appel. Le professeur Grancher est assis auprès de la table qui supporte les verres ; son préparateur emplit de liquide préservateur une petite seringue qui contient un peu moins d'un centimètre cube. La seringue porte une aiguille creuse ; elle est passée à M. Grancher : le malade s'approche, la peau mise à nu à la ceinture, le médecin enfonce l'aiguille dans la peau et pousse le contenu de la seringue à travers le tissu cellulaire. *En une seconde, c'est fini.* A un autre, maintenant, et la petite seringue, de nouveau remplie, est vidée de la même façon.

Chaque mordu devant subir tous les matins une inoculation, pendant dix jours consécutifs, et chaque jour le virus inoculé devant augmenter d'intensité, il faut opérer par séries ; d'abord la série des derniers venus, ceux qui doivent recevoir le virus le plus faible, puis successivement les séries plus anciennes.

Un seul établissement suffit non seulement pour la France, mais pour l'Europe et l'Amérique du Nord. Grâce à la rapidité des communications, des personnes venues de New-York, de Russie et d'Algérie ont pu être traitées et préservées.

Il est préférable de n'avoir qu'un seul établissement, car ces opérations exigent trop de patience ; elles sont trop délicates, trop difficiles, trop dangereuses pour qu'il soit possible de confier le virus à des mains inexpérimentées.

Il n'est pas nécessaire de fonder un hôpital : les personnes soumises au traitement ne sont pas malades. L'essentiel est d'agir vite et de terminer en quelques jours la série des inoculations. Plus tôt on opère, plus tôt on agit, plus on est assuré du succès. Un mois, six semaines même après la morsure, par le chien seulement, on peut encore assurer la guérison.

Le fonctionnement d'une pareille institution implique, au plus, une dépense annuelle d'environ cinquante mille francs. On a pensé qu'il n'y aurait pas à faire appel au concours pécuniaire de l'Etat, trop endetté par ses gaspillages de toute nature, — expéditions lointaines, folies scolaires et autres. On lui a demandé seulement son concours moral, qu'il a apporté.

Une souscription publique, internationale, était préférable ; son succès n'est pas douteux si l'on juge d'après les dons spontanés, tels que ceux de M. le comte de Laubespin, qui est venu fréquemment en aide à la nouvelle méthode.

Cette croisade pacifique a brillamment débuté. Dès maintenant on peut affirmer que l'argent, ce nerf de la guerre contre la maladie, ne fera pas défaut. La première liste de souscription insérée à l'*Officiel* du 14 mars avait déjà recueilli près de 300,000 francs, la troisième atteignait 500,000 francs. Là encore le succès est certain. Quand il s'agit d'une bonne œuvre, les bourses françaises s'ouvrent généreusement.

*
* *

Cette découverte essentiellement nationale est, sans contredit, une des plus belles de notre siècle. Elle doit nous inspirer confiance pour l'avenir. Un peuple qui produit de tels hommes n'est pas destiné à disparaître de sitôt. Nous pouvons regarder avec fierté autour de nous. De même qu'il n'y a pas d'ingénieur qui puisse être opposé à M. de Lesseps, il n'y a pas de savant qui puisse être comparé à M. Pasteur.

Malgré les tristesses de l'heure présente, nous n'avons pas le droit de nous laisser abattre par les événements. Plus que jamais, au contraire, comptons sur la Providence. On élève trop facilement des statues à de faux grands hommes que notre génération se croit forcée d'admirer, mais que nos fils précipiteront de leur piédestal; grands hommes d'occasion qui n'ont eu que l'habileté d'exploiter la bêtise humaine au profit de leur ambition, qui se servent du peuple pour le tromper, l'exploiter et arriver aux honneurs en faisant des promesses qui n'ont jamais été et ne seront jamais tenues. Ne pourrait-on pas, ne devrait-on pas plutôt couler en bronze ou ciseler dans le marbre, de leur vivant, les bienfaiteurs de l'humanité ?

M. Pasteur a passé de longues années à rendre d'immenses services à l'industrie et à l'agriculture. Ses travaux sur le vinage des vins, les maladies des vers à soie, des poules, des porcs, la fièvre charbonneuse, etc., sont trop connus pour qu'il soit nécessaire de les rappeler.

L'importance de ses œuvres est telle que le prince de Bismarck a pu dire avec raison dans une boutade : « M. Pasteur a payé à lui seul la rançon des cinq milliards, par les économies qu'il a fait réaliser à la France ».

Cet homme continue sa noble carrière en cherchant à protéger ses semblables contre des maladies réputées jusqu'alors incurables. Aujourd'hui, il a triomphé de la rage ; demain peut-être on lui devra de nouveaux miracles. Malheureusement ce grand chercheur n'aura pas les honneurs que je demande pour lui, parce que, comme les savants les plus illustres des siècles précédents, M. Pasteur a l'âme profondément religieuse et chrétienne. Il se fait gloire de ne pas appartenir à cette école pour qui Dieu est l'ennemi. Il a cette foi qui soulève les montagnes, il a des convictions qui l'ont toujours soutenu dans les bons comme dans les mauvais jours ; c'est grâce à elles qu'après tant de travaux glorieux pour la France et pour lui, il a couronné son œuvre en se montrant plus fort que la rage, en arrachant sa proie à la mort.

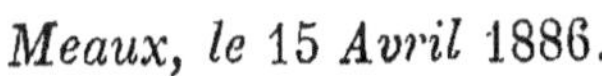

Meaux, le 15 Avril 1886.

MEAUX. — A. LE BLONDEL. IMPRIMEUR-LIBRAIRE.

9 782019 655938